Gaia Poma

Simone Gussoni

Il Nursing Narrativo.
Nuovo approccio al paziente
oncologico.
Una testimonianza.

...A Mia Zia

La vita, anche se ero ancora troppo piccola e inesperta, ha deciso di mettermi davanti alla più grande delle battaglie, il cancro. Quando sono stata informata della tua malattia, ho sentito nascermi dentro una forza che non sapevo di avere e da li, abbiamo cominciato una battaglia.
Esami, terapie, dolori, pianti, ma anche sorrisi, momenti felici, abbracci.
Il mio cammino per diventare infermiera credo sia sempre stato davanti a me, ma con la prova che stavamo affrontando già da tempo, è diventato ancora più chiaro. Volevo avere le competenze per potermi rendere utile e ovviamente volevo poter aiutare te. Quanto sei stata orgogliosa quando ti ho detto che mi avevano presa all'università, quanti complimenti che mi facevi per ogni esame superato o quando ti raccontavo le mie giornate di tirocinio. Poi, è arrivato il terzo anno, ed è stato inevitabile per me voler renderti parte integrante della mia tesi.
Volevo chiudere questo percorso com'era iniziato, con te.
A te che mi hai vista nascere e mi hai accompagnata nel percorso della vita.
A te che con la tua forza e il tuo affetto, sei sempre stata uno dei pilastri della mia vita.
A te che hai combattuto la più faticosa delle battaglie, con coraggio e determinazione, con un obiettivo sempre in mente, la tua famiglia.
A te, cara zia, vanno queste pagine, ed in ognuna di esse, rimarrai per sempre, immortale.
Con tutto l'amore che ho.

Premessa

L'incontro tra la persona ammalata e il professionista sanitario inizia quasi sempre con un racconto. Da questo racconto iniziale il professionista sanitario effettua un'operazione di interpretazione per ricavare informazioni significative per costruire un quadro clinico, o assistenziale, ma l'irruzione della malattia nella vita di una persona costituisce una "rottura biografica", nella misura in cui essa impone non solo modificazioni nell'organizzazione concreta della vita, ma mette anche in causa il senso dell'esistenza degli individui, l'immagine che hanno di se stessi e le spiegazioni che essi ne danno. La narrativa è quindi un processo per ricostruire il mondo della vita: le malattie, secondo Good (1994), non si verificano nel corpo ma nella vita, quindi si localizzano non solo nel corpo ma nel tempo, in un luogo, nella storia e nel contesto della vita del paziente. Per questo le narrazioni sono centrali per capire l'esperienza di malattia. La narrazione è una forma in cui l'esperienza viene rappresentata e raccontata, in cui le attività e gli eventi sono presentati in un ordine significativo dato dalle persone che vivono questa esperienza.[1]

Nel mio percorso di tirocinio mi sono resa conto che la nostra visione professionale nei confronti del paziente, è quasi <u>interamente clinico-tecnica,</u> pochi professionisti comprendono il

[1]Nursing Narrativo, Un approccio innovativo per l'assistenza di Silvia Marcadelli e Giovanna Artioli. Maggioli Editore pag. 46,47

"concetto di persona" che vuol dire "essere in relazione". Questo concetto pone l'attenzione sull'importanza dei significati soggettivi che danno il senso dell'esistere ed è su questi significati che la persona struttura la sua vita e la sua esperienza di malattia. La persona è un essere unitario, che si compone di corpo e psiche e l'infermiere deve tenere presenti entrambe le dimensioni nella sua strutturazione della relazione assistenziale.[2]La mia messa in pratica di questo pensiero l'ho sviluppata qui, pensando all'infermiera che vorrei essere mi sono quindi posta delle domande: cosa possono fare gli infermieri per approcciarsi al paziente utilizzando questo pensiero? Che modalità usare?

[2]Nursing Narrativo, Un approccio innovativo per l'assistenza di Silvia Marcadelli e Giovanna Artioli. Maggioli Editore pag. 131,132

CAPITOLO I

Inquadramento Anatomo-Isto-Patologico Del Cancro

Cancro

Termine generale usato per descrivere un'anomalia della crescita cellulare, si riferisce ad un gruppo di patologie a carico di vari tessuti.

Il cancro può colpire qualunque distretto corporeo con manifestazioni che derivano dalla perdita di controllo della proliferazione e maturazione delle cellule.

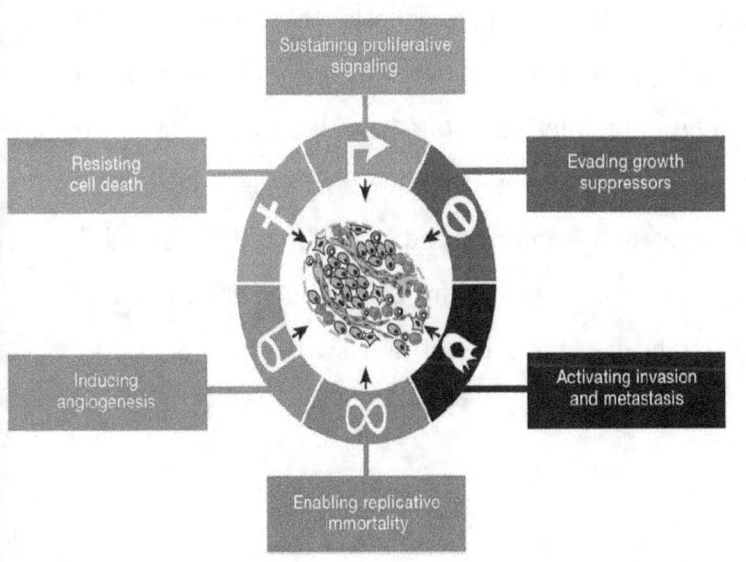

Sappiamo ormai con buona certezza che il cancro origina da un accumulo di mutazioni, cioè di alterazioni dei geni che regolano la proliferazione e la sopravvivenza delle cellule, la loro adesione e la loro mobilità. Le mutazioni possono svilupparsi in tempi molto differenti, anche sotto l'influenza di stimoli esterni. Il tumore benigno può essere considerato la prima tappa di queste alterazioni. Tuttavia, molto di frequente, questa tappa viene saltata e si arriva alla malignità senza evidenti segni precursori.

Quali sono, però, le cause della mutazione genetica? Oggi gli scienziati sanno che solo in rari casi le cause necessarie e sufficienti per lo sviluppo del tumore sono già "scritte" all'origine nei geni, cioè sono ereditarie.

Nella stragrande maggioranza dei tumori, invece, le alterazioni dei geni che sono responsabili della malattia sono determinate da cause ambientali. Sono provocate dall'esposizione prolungata ad agenti cancerogeni, di origine chimica, fisica o virale. Tuttavia il fumo di sigaretta, l'amianto, alcune sostanze sviluppate dalla combustione del petrolio o del carbone, l'alcol, una dieta squilibrata, i raggi ultravioletti del sole, le sostanze chimiche a cui possono essere sottoposti i lavoratori in certi processi industriali o in agricoltura, possono sommarsi ad una "fragilità" genetica predeterminata e arrivare a provocare delle mutazioni che - alle stesse dosi e durata di esposizione - non si riscontrano in altri individui.

1.1 Classificazione

La classificazione si basa su dei parametri individuati dall'Organizzazione Mondiale della sanità e prevede quattro gradi. Il grado di un tumore ne indica la malignità e può andare da I a IV . Per stabilire il grado di malignità, i medici effettuano un'analisi della massa neoplastica osservando: similarità con le cellule normali (atipia); tasso di crescita (indice mitotico); tasso di crescita e morte di cellule tumorali al centro del focolaio neoplastico (necrosi); tasso di diffusione potenziale, valutato in base ai margini del tumore (diffuso o focale); flusso ematico (vascolarità).

Classificazione principale in base al tessuto coinvolto :

Linfomi: neoplasie degli organi deputati a combattere le infezioni

Leucemie: proliferazioni neoplastiche a carico degli organi emopoietici

Sarcomi: tumori che originano nelle ossa, nei muscoli o nel tessuto connettivo

Carcinomi: forme di cancro provenienti dalle cellule epiteliali

All'interno della classificazione generale, un cancro viene catalogato sulla base della classificazione istologica, dello stadio e del grado di malignità.

Il sistema TNM si basa sulla valutazione di tre elementi

☐ T : estensione del tumore primitivo

□ N: assenza o presenza e estensione di metastasi ai linfonodi regionali

-LINFONODO SENTINELLA

Il linfonodo sentinella è il primo linfonodo a ricevere il drenaggio linfatico del tumore primitivo. Quando viene eseguita la valutazione del linfonodo sentinella bisogna applicare la seguente classificazione:

pNX(sn) linfonodo sentinella non valutabile

pN0(sn) linfonodo sentinella libero da metastasi

pN1(sn) metastasi nel linfonodo sentinella

□ M: assenza o presenza di metastasi a distanza

L'aggiunta di numeri a queste 3 componenti indica

l'estensione del tumore, cioè

□ T0, T1,T2,T3,T4 N0,N1,N2,N3 M0,M1

Il grado di differenziazione (grading) :

descrive quanto la neoplasia si discosta, nel suo aspetto istologico, dal tessuto normale da cui ha preso origine. Si tratta quindi, sempre, di un'indicazione che può essere data solo da un esame istologico e si applica a tutti i tumori solidi.

1.2 Metastatizzazione

All'interno di ogni cellula esistono in realtà dei "geni controllori" destinati a impedire che una cellula "sbagliata" possa sopravvivere. Perché il processo tumorale si inneschi bisogna che anche questi "controllori" siano fuori uso. A causa di questo "guasto" nel meccanismo che ne controlla la replicazione, le cellule si dividono quando non dovrebbero e generano un numero enorme di altre cellule con lo stesso difetto di regolazione. Le cellule sane finiscono quindi per essere soppiantate dalle più esuberanti cellule neoplastiche.

Sia le cellule di un tumore benigno che quelle di un tumore maligno tendono a proliferare in maniera abnorme ma, e questa è la differenza fondamentale, solo le cellule di un tumore maligno - in seguito ad ulteriori modificazioni a carico dei geni - tendono a staccarsi, a invadere i tessuti vicini, a migrare dall'organo di appartenenza per andare a colonizzare altre zone dell'organismo.

Il tumore benigno rimane dunque limitato all'organo in cui si è sviluppato, mentre il tumore maligno - nel corso di un processo che può avere una lunghezza estremamente variabile e che dura comunque anni - estende la malattia ad altri organi, fino a colpire e compromettere organi vitali quali il polmone, il fegato, il cervello. Questo processo prende il nome di metastatizzazione e le metastasi rappresentano la fase più avanzata della progressione tumorale, costituendo la causa reale dei decessi per cancro.

1.3   Terapie Principali

1.3.1 Chemioterapia

Basandosi sul principio che le cellule tumorali si riproducono molto più rapidamente di quelle normali, le sostanze utilizzate per questi trattamenti interferiscono con i meccanismi legati alla replicazione delle cellule, uccidendole durante questo processo (azione citotossica). L'effetto della chemioterapia, quindi, si fa sentire soprattutto sui tumori che crescono velocemente, ma anche su alcuni tipi di cellule sane soggette a rapida replicazione (come le cellule dei bulbi piliferi, del sangue e quelle che rivestono le mucose dell'apparato digerente). Si spiegano così i più comuni effetti collaterali di questi trattamenti (perdita di capelli, anemia e calo delle difese immunitarie, vomito, diarrea e infiammazione o infezione della bocca).

La scelta di sottoporre un paziente a chemioterapia può mirare nei diversi casi a obiettivi differenti:

- eliminare la malattia, nel caso di tumori molto sensibili a questi trattamenti;

- ridurre il volume della massa tumorale prima di un'operazione chirurgica o della radioterapia (chemioterapia neoadiuvante) così da rendere l'intervento più efficace e meno demolitivo e poter limitare l'irradiazione a zone più ristrette;

- prevenire il ritorno della malattia trattata con un intervento chirurgico o con la radioterapia, eliminando cellule tumorali che possono essersi staccate dal tumore e diffuse in altre parti del corpo, pur non avendo ancora dato luogo a metastasi rilevabili con gli strumenti diagnostici attualmente a disposizione (chemioterapia adiuvante o precauzionale);

• prolungare la sopravvivenza o ritardare la progressione della malattia quando questa non può essere eliminata del tutto, per esempio perché già diffusa nell'organismo;

• migliorare i sintomi provocati dalla massa tumorale quando questa non si può asportare chirurgicamente, per limitare gli effetti legati all'ostruzione di canali (per esempio un bronco o l'intestino) e alla compressione degli organi vicini (per esempio all'interno della scatola cranica);

• preparare l'organismo a un trapianto di midollo osseo o di cellule staminali(in questo caso si utilizzano dosi molto alte di farmaci).

Metodi di somministrazione:

• per via orale

• per via endovenosa

• per via intramuscolare

• per via sottocutanea

• per via arteriosa

- per via intratecale

- per via intracavitaria (cavità naturale dell'organismo)

Il ruolo dell'infermiere nella Chemioterapia(1)

L'infermiere che somministra farmaci chemioterapici deve:

- Saper gestire le vie di somministrazione solitamente endovena o orale con generalmente somministrazione tramite vena periferica, PICC o PORT
- Manipolare in sicurezza (D.Lgs. 9 aprile 2008 n°81) è obbligatorio per il personale infermieristico l'uso di cuffia, mascherina FFP3 e di guanti antiblastici
- Conoscere l'importanza dei tempi di somministrazione e dell'eventuale premedicazione, il metodo migliore per un controllo ottimale del tempo di somministrazione è l'uso della pompa infusiva

---

(1) www.saluter.it Gestione infermieristica delle terapie antiblastiche

- Gestire gli eventuali effetti collaterali: l'infermiere deve essere in grado di riconoscere tempestivamente gli effetti collaterali ed agire di conseguenza
- Gestire l'eventuale stravaso (tossicità locale dei diversi chemioterapici, antidoti) l'infermiere deve riconoscere segni e sintomi dello stravaso e agire di conseguenza
- Gestire correttamente la scheda di somministrazione farmaco
- Seguire passo passo il protocollo infusivo del chemioterapico

1.3.2 Radioterapia

Utilizza raggi X ad altissima potenza per distruggere le cellule cancerose. In genere viene concentrata il più possibile nell'area affetta dalla malattia per evitare di danneggiare le cellule sane. Può essere usata prima della chirurgia per ridurre la dimensione di un tumore solido o, talvolta, come unica terapia, se il tumore è molto sensibile all'effetto delle radiazioni. Negli ultimi anni si è diffuso per alcuni tumori in particolari circostanze anche l'uso della radioterapia intraoperatoria, che durante l'intervento permette di concentrare una maggior dose di radiazioni proprio nella zona in cui il tumore si era sviluppato, riducendo il rischio di recidive.

Vi sono diversi tipi di Radioterapia[2] :

–   Esterna, in questo caso la sorgente delle radiazioni (apparecchio per radioterapia) si trova all'esterno del paziente e non lo rende radioattivo.

Si svolge in sedute giornaliere di pochi minuti, per 5 giorni la settimana e per una durata media di 4-5 settimane.

–   Brachiterapia, consiste nel posizionare degli applicatori (che saranno poi collegati all'apparecchio contenente la sorgente radioattiva) direttamente nel contesto del tumore (Brachiterapia Interstiziale), o all'interno delle cavità dalle quali esso ha origine (Brachiterapia Endocavitaria o Endoluminale). Il posizionamento

---

[2] Www.aiiao.it Il ruolo dell'infermiere in Radioterapia

di questi applicatori, avviene, a volte, in anestesia locale o spinale e la loro rimozione avviene al termine del trattamento che ha una durata variabile da pochi minuti ad alcuni giorni continuativi, durante i quali il paziente è sistemato in camera protetta e non può, salvo alcuni casi, ricevere visite dai familiari.

– Metabolica (inserita nel contesto della Brachiterapia), consiste nella somministrazione di radiofarmaci che vengono introdotti nell'organismo (per via orale, endovenosa o arteriografica) e da esso metabolizzati. In questo caso il paziente diventa radioattivo ed è quindi necessario eseguire questa terapia in degenza protetta allo scopo di proteggere l'ambiente e gli altri individui da possibili contaminazioni e/o irraggiamento. I pazienti non possono ricevere visite e la durata dell'isolamento è di 2-3 giorni al termine dei quali il paziente può (previa misurazione della radioattività residua e conseguente "via libera" da parte del servizio di Fisica Sanitaria) essere dimesso e stare in mezzo agli altri con le opportune precauzioni spiegate da parte del personale medico e infermieristico dell'unità operativa.

Ruolo dell'infermiere nella Radioterapia[2] :

L'infermiere valuta e provvede agli appropriati interventi infermieristici per i reali o potenziali problemi che il paziente e la sua famiglia riferiranno rispetto alla malattia, durante il trattamento e nel periodo di follow-up.

Questo ruolo comprende l'educazione, il counseling e le attività di

---

[2] Www.aiiao.it Il ruolo dell'infermiere in Radioterapia

supporto necessarie ad assistere il paziente e la sua famiglia per affrontare al meglio le diagnosi e il trattamento del Cancro. E' importante però dire che l'infermiere in Radioterapia non ha un ruolo diretto nell'esecuzione della terapia, ma ha il diritto-dovere di essere costantemente aggiornato sulle diverse tecniche di Radioterapia e sui nuovi apparecchi.

Il ruolo dell'infermiere in Radioterapia comincia quindi dalla prima visita, durante la quale il linguaggio usato è strettamente tecnico e a volte incomprensibile anche per chi ci lavora. L'infermiere, quindi, ripercorre col paziente il suo percorso terapeutico ribadendo quello che ha spiegato il medico, usando però un linguaggio più semplice e ricordando al paziente i vari appuntamenti.

1.3.3 Terapia Chirurgica

L'intervento chirurgico per asportare il tumore è spesso il primo passo per curare la malattia. In caso di diagnosi precoce e quando la massa tumorale è sufficientemente piccola e circoscritta, la sola operazione potrebbe essere sufficiente da sola a guarire il cancro. In altri casi occorre affiancare la chemioterapia e/o la radioterapia, per eliminare le cellule tumorali che si sono eventualmente diffuse intorno al tumore o in altre parti del corpo attraverso il sangue e il circolo linfatico. La verifica di questa eventualità avviene in genere attraverso l'asportazione dei linfonodi adiacenti al tumore, che vengono esaminati al microscopio, talvolta anche nel corso dell'operazione stessa. Durante l'operazione può sorgere la necessità di estendere l'intervento oltre i limiti previsti o, al contrario, si può rendere evidente una situazione che sconsiglia di procedere come era stato preventivato.

L'opportunità di affrontare la malattia con un intervento è stabilita dai medici in relazione

- al tipo di tumore;

- alla posizione ed estensione del tumore;

- alle condizioni generali di salute del paziente.

CAPITOLO II

L'APPROCCIO NARRATIVO

2.1 In Infermieristica[1]

La narrazione è un esempio di come le persone strutturano linguisticamente il loro mondo e ne ricostruiscono il senso: questo è soprattutto vero nella storia di malattia.

Per questo motivo, tale metodo fornisce strumenti di particolare interesse per la scienza infermieristica.

Riconoscere che anche le storie personali, le emozioni, le percezioni soggettive, le interpretazioni, i significati di malattia possono essere oggetto dell'attenzione dell'infermiere, significa entrare nella prospettiva del prendersi cura della persona, e significa, inoltre, acquisire una concezione di malattia allargata che rimanda alla malattia come dimensione biologica (disease), ma anche all'esperienza vissuta dalla persona (illness), ed anche ai significati soggettivi (sickness); questa prospettiva consente di prendere in considerazione le emozioni, i desideri, le aspettative ed il contesto sociale dell'individuo.

Tutto ciò significa ricorrere, ad integrazione di quello tradizionale,

_____

[1] Nursing Narrativo-Un approccio innovativo per l'assistenza di S.Marcadelli e G.Artioli (pag 65-69)

a un approccio anche qualitativo nell'assistenza infermieristica, introducendo nuovi strumenti per indagare la malattia come esperienza esistenziale in cui ricercare significati.

L'approccio narrativo non si riduce ad una semplice ricezione di una storia di malattia; richiede competenze interpretative, ossia di attribuzione di significato, e soprattutto capacità di rispondere narrativamente a tale storia (Zannini 2008) infatti la narrazione non è mai il prodotto del solo soggetto narrante, ma è una co-costruzione tra chi racconta e chi ascolta.

L'utilizzo del metodo narrativo nel processo assistenziale restituisce la centralità alla persona e consente agli infermieri di ampliare la visione della malattia.

La narrazione quindi può essere usata in modo appropriato nei seguenti casi:

1 nell'accertamento infermieristico e nella formulazione delle diagnosi infermieristiche :

- rappresenta la forma fenomenica con cui la persona sperimenta la malattia
- facilita la comprensione
- fornisce informazioni altrimenti difficilmente acquisibili

2 nell'assistenza, complessivamente intesa :

- promuove un approccio olistico
- diventa essa stessa terapeutica
- permette di sperimentare modalità assistenziali originali

3 nell'educazione al paziente :

- è utile perchè basata sull'esperienza
- incoraggia la riflessione
- resta maggiormente impressa nella memoria

Un aspetto da tenere bene a mente è che il metodo narrativo non trasforma la relazione assistenziale in psico-terapia e non lo deve fare.

2.2 In Medicina[2]

La medicina clinica è fatta di conoscenze scientifiche, di dati, di tecnologie, di logica, ragionamento, soluzione di problemi e decisioni e tutto ciò è il metodo clinico, ma non basta perchè l'esercizio della Medicina clinica è anche una relazione d'aiuto, una

relazione tra persone con un corpo, con una psiche, con una biologia, ma anche con emozioni e sentimenti.

Molto evidente nella medicina sono i connotati negativi nella relazione medico-paziente (come per esempio l'indifferenza da parte del medico per la chiarezza o meno del linguaggio usato o l'informazione prettamente tecnica data dal medico con prevalenti fini burocratici) che portano ad una disumanizzazione della medicina.

Bisogna valutare che molto passa per i comportamenti e quindi per la formazione dei professionisti della salute e quindi si deve prendere in considerazione una educazione del medico sia dal lato prettamente clinico ma anche ai valori della comprensione, della tolleranza e del rispetto, cioè a valori puramente etico-umanistici.

Il medico quindi dovrà essere aiutato (attraverso le tecniche della comunicazione e la formazione alla relazione empatica) a renderlo esperto nelle tecniche della comunicazione attraverso l'ascolto, l'aiutare il paziente a capire, chiedere al paziente

_____

[2]Www.ass5.sanita.fvg.it slide di Luciano Vettore – basi teoriche della medicina narrativa

informazioni non prettamente cliniche per capire meglio la sua situazione, partecipare e condividere idee, opinioni, momenti. Egli deve tenere a mente che l'empatia è un'attitudine non un'abilità, per questo non si insegna e non si impara, ma si può coltivare nel tempo.

Di cos'è fatta quindi la medicina narrativa?

Da un approccio relazionale che arricchisce l'atto medico grazie ai racconti dei pazienti ma anche degli infermieri che possono aiutare il medico ad avere una visione più globale del paziente.

Nella medicina narrativa, quindi, l'ascolto delle narrazioni del paziente può aiutare nell'interpretazione fisio-patologica dei sintomi, può migliorare l'uso dei farmaci sul piano tecnico ed aiuta anche la formazione dei professionisti della salute.

La parola diviene veicolo di prevenzione, diagnosi, prognosi, terapia e riabilitazione,

oltre che informare, trasmette educazione alla salute, cioè aiuta a modificare i comportamenti e gli stili individuali di vita del paziente.

Nessuno meglio del paziente conosce la propria malattia, egli è "esperto" della condizione che vive sulla sua pelle, ecco perchè la narrazione del vissuto di malattia ne arricchisce anche la conoscenza biologica.

Con questo approccio si passa quindi da una medicina paternalistica (relazione medico-paziente diseguale con incomprensioni fra curante e curato e decisionalità unilaterale da parte del medico nelle decisioni terapeutiche) a una partecipata (la relazione medico-paziente è basata sull'alleanza terapeutica e sulla condivisione corresponsabile delle decisioni che riguardano il paziente).

CAPITOLO III

L'intervista Semi-Strutturata, cos'è e come viene formata

3.1 Cos'è[1]

L'intervista semi-strutturata è uno strumento nell'approccio narrativo all'assistenza alla persona nel quale hanno ruolo centrale le domande rivolte al paziente.

La differenza fondamentale nelle domande che definiscono la base di un approccio narrativo, è che non sono utilizzate per stabilire dei fatti, quanto piuttosto per costruire e sviluppare una storia di cura. Laddove è possibile, le domande devono essere fatte utilizzando le stesse frasi o parole che usa il paziente, ciò consente di chiarificare il loro significato e di sviluppare altre idee. Lo scopo è quello di condurre il paziente verso il cambiamento che necessariamente deve affrontare nella condizione di malattia.

Le tecniche che Launer (2002) ci propone sono :

- Esplorare differenze e connessioni; queste devono essere portate delicatamente all'attenzione della persona, per evitare qualsiasi forma di imbarazzo, ma è la capacità di

---

[1] Nursing Narrativo- un approccio innovativo per l'assistenza di S.Marcadelli e G.Artioli pag 79-85

cogliere anche i labili segnali che possono portare il paziente a prendere coscienza di una determinata situazione

- Far emergere le ipotesi del paziente; in questo contesto è il paziente che deve esplicitare le sue sensazioni, ciò non solo coinvolge l'aspetto diagnostico clinico o assistenziale, ma la vasta gamma delle relazioni e del comportamento umano

- Porre domande circolari; l'obbiettivo di queste domande è quello di aprire ad altre prospettive e non solo quello di rilevare problemi. Sono chiamate circolari perchè poste sullo schema di quanto il paziente dice e sono spesso utilizzati gli stessi termini espressi dal paziente per richiamare i concetti che egli vuole porre in evidenza

- Sviluppare strategie educative; è un aspetto molto importante, poiché non si deve correre il rischio di cadere nell'abitudine di fornire indicazioni o prescrizioni senza che queste abbiano effetto. Si deve quindi avere la piena adesione del paziente e deve essere capace di negoziare obbiettivi e risultati da raggiungere

- Rendere il paziente empowered; è chiaramente il cuore dell'approccio narrativo. L'empowerment non è solamente condividere la decisione finale, ma condividere tutto il da farsi, cercando le opportunità possibili in ogni momento, guidando la persona ad acquisire la capacità di negoziare i suoi obbiettivi di salute, nei suoi personali percorsi di disease, illness e sickness

- Costruire spazi di riflessione per il paziente; è l'aspetto più interessante che si ricava dal dialogo riportato a dimostrazione delle tecniche narrative che possono essere utilizzate
- Trovare nuove "buone" storie; il paziente deve acquisire una nuova consapevolezza di se e della sua storia ed anche la considerazione che è nel suo potere la decisione di come proseguire nel percorso assistenziale

Si evince quindi che la metodologia narrativa, sebbene richieda un approccio specifico, nonché una adeguata formazione professionale alla relazione interpersonale, è una metodologia dinamica e che si dipana nel "qui e ora" dello svolgersi del dialogo assistenziale. Ciò significa che l'importante, in questa dinamica, è l'attenzione, l'esserci con relazione di vicinanza e comprensione empatica.

L'obbiettivo dell'approccio narrativo è quindi quello di portare il paziente ad una maggior e migliore consapevolezza di sé e della sua illness, rendendolo in grado di comprendere il percorso di cura e di parteciparvi attivamente come primo attore, come colui che orienta il suo agire, inserito in un contesto di mondo vitale quotidiano, dove vengono ridefiniti i suoi significati per la costruzione di un senso che trova nel vivere soggettivo la spinta alla nuova condizione di vita in cui la persona si trova.

3.2 Come viene formata

Per costruire un'intervista semi-strutturata innanzitutto è fondamentale la conoscenza della patologia del paziente perchè l'infermiere sulla base delle caratteristiche di una determinata patologia potrà cominciare a costruirsi un percorso da fare nei confronti del paziente, dopodiché si andranno a valutare i 3 aspetti principali del processo assistenziale.

3.2.1 Piano Assistenziale Standard :

In questo passaggio si deve valutare il ciclo metodologico (Cipolla 2003) dell'assistenza infermieristica, composto dalle seguenti fasi :

- Accoglienza : è il momento in cui vengono espresse le domande di assistenza che l'infermiere traduce in bisogni.

- Conoscenza : è il momento in cui inizia ad approfondirsi la relazione assistenziale, in cui si crea la conoscenza terapeutica e umana e in cui si costruisce quindi, il piano di assistenza.

- Permanenza : è la durata della relazione assistenziale, la realizzazione del prendersi cura e della partnership tra infermiere ed assistito.

- Congedo-Continuità : fase in cui l'assistenza si chiude per un esito positivo o negativo.

In questa fase si l'infermiere dovrà tenere conto del Ciclo di pianificazione assistenziale, per poter creare un percorso strutturato in maniera corretta e conforme al piano di assistenza standard.

Il ciclo comprende 4 fasi[1] :

- Accertamento; è la raccolta sistematica dei dati per

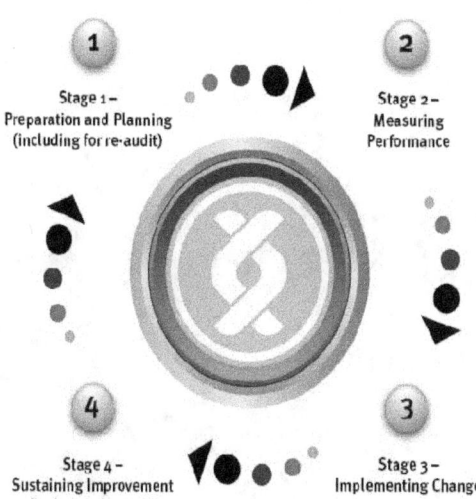 definire lo stato di salute dell'assistito e identificare qualsiasi problema di salute effettivo o potenziale

- Pianifica zione; sviluppo degli obbiettivi e dei risultati, come pure di un piano di assistenza finalizzato ad aiutare la persona a risolvere i problemi diagnosticati e raggiungere gli obbiettivi prefissati e i risultati attesi

- Attuazione; è la messa in atto del piano di assistenza attraverso interventi infermieristici

- Valutazione; determinazione delle risposte dell'assistito

---

[1] Infermieristica medico-chirurgica Brunner-Suddarth volume I Ambrosiana pag 37

agli interventi infermieristici e del grado di successo nel raggiungimento dei risultati

3.2.2 Diagnosi Infermieristica e Problema Collaborativo [2]:

Diagnosi Infermieristica :

La componente dell'accertamento del processo infermieristico serve come base per identificare le diagnosi infermieristiche ed i problemi collaborativi. Subito dopo il completamento dell'anamnesi sanitaria e dell'accertamento fisico, gli infermieri organizzano, analizzano, sintetizzano e riassumono i dati raccolti, determinando i bisogni di assistenza infermieristica nell'assistito.

L'infermieristica, a differenza della medicina, non ha una tassonomia completa, o un sistema di classificazione, di titoli diagnostici. Le diagnosi infermieristiche, la prima tassonomia creata in ambito infermieristico, hanno incrementato lo sviluppo dell'autonomia e della responsabilità nell'assistenza infermieristica e hanno aiutato a delineare lo scopo della professione. Molte leggi statali sulla professione infermieristica includono tra le funzioni dell'infermiere la diagnosi infermieristica, ed è anche inclusa negli Standard of Clinical Nursing Practice dell'ANA e negli standard di molte altre organizzazioni infermieristiche specialistiche.

NANDA International (fondata nel 1982 come North American Nurses Diagnosis Association) è l'organizzazione ufficiale che si è assunta la responsabilità di sviluppare una tassonomia delle diagnosi infermieristiche e di formularne di accettabili per essere

---

[2] Infermieristica medico-chirurgica Brunner-Suddarth volume I Ambrosiana pag 40-43

studiate. Quelle più comunemente selezionate sono descritte e categorizzate dalla NANDA in una tassonomia aggiornata ogni 2 anni (NANDA International, 2009). I titoli identificati dalla NANDA (es. Nutrizione inferiore al fabbisogno) sono generalmente accettati, ma richiedono ulteriori validazioni, precisazioni e ampliamenti basandosi sull'uso clinico e la ricerca; essi non sono ancora completi e mutuamente esclusivi, e sono necessarie ulteriori ricerche per determinare la loro validità e applicabilità clinica.

Quando scegli una diagnosi infermieristica, l'infermiere deve prima identificare gli aspetti comuni nei dati raccolti attraverso l'accertamento. Queste caratteristiche comuni portano alla categorizzazione di dati correlati che rivelano l'esistenza di un problema e il bisogno di interventi infermieristici. I problemi identificati sono poi definiti come specifiche diagnosi infermieristiche (es. Nutrizione inferiore al fabbisogno) che sono poi i problemi sanitari reali o potenziali che sono risolvibili attraverso azioni infermieristiche indipendenti.

E' importante ricordare che le diagnosi infermieristiche non sono mediche, perciò non sono trattamenti medici prescritti da un medico, ma sono definizioni sintetiche di specifici problemi dell'assistito che guidano lo sviluppo del piano di assistenza infermieristica. Al fine di dare ulteriore significato alla diagnosi, le caratteristiche e l'eziologia del problema sono identificate e incluse come parte della diagnosi.

Per esempio, le diagnosi infermieristiche, con le loro caratteristiche definenti e l'eziologia, relative a una persona affetta da anemia possono essere le seguenti :

- Intolleranza all'attività correlata a debolezza e fatigue

- Inefficace perfusione tissutale correlata a inadeguato volume di liquidi

- Nutrizione inferiore al fabbisogno correlata a fatigue e inadeguato apporto di nutrienti essenziali

Problema Collaborativo :

Oltre alle diagnosi infermieristiche e ai loro interventi correlati, la professione infermieristica affronta certe situazioni e alcuni interventi che non rientrano nella definizione di diagnosi infermieristica. Queste attività sono pertanto problemi o complicanze potenziali di origine medica che richiedono interventi collaborativi con il medico o altri componenti dell'équipe di assistenza sanitaria. Ecco che per identificare queste situazioni si usa il termine problema collaborativo.

L'infermiere gestisce quindi questi problemi utilizzando interventi prescritti dal medico e dall'infermiere per minimizzare le complicanze (Carpenito-Moyet, 2004).

L'aspetto focale primario dell'infermiere quando tratta i problemi collaborativi è quello di monitorare l'assistito per verificare la comparsa di complicanze o cambiamenti di stato in complicanze preesistenti. Esse sono di solito correlate al processo di malattia dell'assistito o a trattamenti, farmaci o studi diagnostici.

3.2.3 Priorità Infermieristiche

L'assegnazione di priorità alle diagnosi infermieristiche e ai problemi collaborativi è un'azione congiunta dell'infermiere e dell'assistito o dei suoi familiari. Qualsiasi disaccordo riguardo alle priorità è risolto ricercando soluzioni accettabili per tutte le parti.

Deve essere prestata attenzione all'urgenza del problema, con i problemi più critici che ricevono la più alta priorità. In questo caso si fa riferimento alla gerarchia di Maslow che ha così ordinato i bisogni umani :

- fisiologici

- di sicurezza

- di senso di appartenenza e affetto

- di autostima e rispetto di sé

- di auto-realizzazione

I bisogni di livello più basso sono sempre presenti, ma il tentativo di raggiungere quelli più elevati indica che la persona si sta spostando verso la salute psicologica e il benessere. Una simile gerarchia dei bisogni costituisce un utile schema organizzativo applicabile a più modelli infermieristici per l'accertamento dei punti di forza e dei limiti dell'assistito, nonché dei suoi bisogni di assistenza infermieristica.

3.3 Proposta di intervista semi-strutturata generica

In seguito alla valutazione di questi punti si può procedere alla stesura di un'intervista semi-strutturata generica:

- Quando ha avuto inizio il problema ?

- In quel periodo ci sono stati eventi nella sua vita che ritiene collegati al suo problema di salute?

- Quali problemi ha comportato nella sua vita la malattia?

- Come è cambiata la sua vita?

- Come sta vivendo questo momento?

- Sente il bisogno di condividere il suo percorso con altre persone?

- La malattia ha influito nel rapporto con la sua famiglia ed i suoi cari?

- Come immagina il suo futuro?

- Come ha affrontato la necessità di modificare le sue abitudini di vita?

CAPITOLO IV

Intervista Semi-Strutturata per paziente oncologico

4.1 Costruzione

A questo punto, l'equipe di infermieri dovrà costruire l'intervista semi-strutturata per un paziente oncologico, seguendo quindi i tre punti sopra elencati ma adattandoli alla patologia e al paziente da affrontare :

4.1.1 Piano Assistenziale Standard Oncologico[1]

– Accertamento; indipendentemente dal tipo di trattamento e dalla prognosi di cancro, molti assistiti oncologici sono suscettibili a questi problemi e complicanze. All'interno dell'équipe sanitaria oncologica, l'infermiere riveste un ruolo importante nel valutare questi problemi e complicanze, come per esempio, infezioni, sanguinamenti, problemi cutanei, perdita dei capelli, problemi nutrizionali, dolore, modificazione dell'immagine corporea ecc

– Pianificazione; gli obbiettivi principali per l'assistito possono includere il mantenimento dell'integrità tissutale e dello stato nutrizionale, il sollievo dal dolore e dalla

---

[1] Infermieristica medico-chirurgica Brunner Suddarth volume I Ambrosiana pag 427-

fatigue, il miglioramento dell'immagine corporea, l'effettiva progressione attraverso il processo di lutto e l'assenza di complicanze

- Attuazione; la persona con una malattia oncologica è a rischio di vari effetti collaterali a causa della terapia e delle complicanze. Gli infermieri quindi, in tutti i contesti assistenziali sanitari, assistono la persona e la famiglia nel gestire questi problemi (es. lesioni cutanee maligne)

- Valutazione; l'infermiere dovrà valutare il percorso ed i risultati raggiunti

4.1.2 Diagnosi Principali

- Ansia, paura

- Lutto anticipato

- Dolore acuto o cronico

- Autostima situazionale scarsa

- Nutrizione inferiore al fabbisogno

- Affaticamento

- Rischio di infezioni

- Rischio di compromissione della mucosa orale

- Rischio di stipsi o diarrea

- Rischio di interruzione dei processi familiari

- Disturbo del concetto di sé

- Disturbo dell'immagine corporea

- Senso di impotenza

4.1.3 Priorità Infermieristiche

- Supportare l'adattamento e l'indipendenza
- Promuovere il comfort
- Mantenere una funzionalità fisica ottimale
- Prevenire le complicanze
- Fornire informazioni riguardo al processo patologico, alla condizione, alla prognosi e al piano terapeutico

Obbiettivi Assistenziali Infermieristici :

- Situazione attuale affrontata in modo realistico
- Dolore alleviato o controllato
- Omeostasi raggiunta
- Complicanze prevenute o ridotte

– Processo patologico, condizione, prognosi, scelte terapeutiche e piano di trattamento compresi

– Piano idoneo a soddisfare i bisogni dopo la dimissione

4.1.4 Intervista semi-strutturata proposta alla Sig.ra Speranza

- Quando ha avuto inizio il problema?
- Come hai affrontato la prima chemioterapia?
- Quali problemi ha comportato la malattia nella tua vita?
- Come hai affrontato i familiari? Come hanno reagito nei tuoi confronti?
- Come hai affrontato il ritorno del Cancro?
- Parlami di questo aiuto psicologico...
- -Raccontami del progetto ONLUS...
- Come hai vissuto il ritorno del Cancro per la terza volta?
- Cos'è cambiato nella tua vita da 8 anni a questa parte?

CAPITOLO V

Narrazione della storia della Sig.ra Speranza (fase di Accertamento)

Storia Biografica :

- nata nel 1956
- sposata
- 1 figlio
- lavoratrice

Storia Clinica :

- Maggio 2005 diagnosi di linfoma non Hodgking diffuso a grandi cellule B
- Aprile 2010 riscontro di Carcinoma Ovarico Familiare e Intervento chirurgico
- Marzo 2012 metastatizzazione polmonare e talcaggio
- Novembre 2012 confezionamento PICC

Ho incontrato Speranza per proporle questa intervista un pomeriggio di primavera e lei entusiasta e col sorriso ha accettato. Prima dell'intervista semi-strutturata vera e propria mi sono fatta raccontare un po' in generale della sua storia per capire il suo punto di vista e fino a dove potevo spingermi con le domande che le avrei posto.

Qui di seguito, l'intervista con le sue risposte...

- **Quando ha avuto inizio il problema?**

E' cominciato tutto a Maggio 2005, quando un giorno allo specchio mi sono vista qualcosa spuntare dalla base della gola.. come fosse un alberello.. avevo qualche linea di febbre che non passava mai, così sono andata dal medico che mi ha prescritto un antibiotico che però non ha sortito alcun effetto.

A quel punto il mio medico di base mi ha mandata da un otorinolaringoiatra privato che mi ha visitata e a sua volta mi ha mandata al Maggiore dato che secondo lui non aveva la strumentazione adeguata per capire bene la mia situazione... Secondo me, aveva dei sospetti e prima di dirmi qualsiasi cosa voleva delle certezze.. Quando lessi la diagnosi di linfoma non Hodgking diffuso a grandi cellule B non sapevo cosa pensare...avevo il cancro...ero nel panico più totale e la prima domanda che mi sono fatta è stata "sopravvivrò?"... Da li la mia vita ha subito una curva molto brusca, sia per il cancro che per il fatto che 2 mesi prima mi avevano diagnosticato anche la celiachia...

La mia vita era cambiata...

- **Come ha affrontato la prima chemioterapia?**

Quando mi sono resa conto che avrei dovuto fare la chemio, ho pensato subito a mia madre e agli effetti che ebbe su di lei... stette malissimo e avevo davvero il terrore di rivivere tutto, ma stavolta sulla mia pelle...

il primo ciclo è cominciato il 2 agosto 2005, mi sentivo sconfitta e anormale. Vedevo tutte quelle persone intorno a me che sembravano pallidi fantasmi... è stato molto faticoso entrare in questo circolo...Mi ricordo che avevo sempre un sapore dolciastro in bocca che mi dava fastidio.. me la sentivo impastata...poi avevo formicolio agli arti e con l'inizio della chemio, è subentrata la menopausa. La situazione che ho affrontato con più fatica è stato il cambiamento fisico...la perdita dei capelli e di conseguenza l'uso della parrucca...non mi riconoscevo...allo specchio vedevo un'altra persona, non ero io.. In più anche la perdita di peso mi ha cambiato molto la visione che avevo di me... pensa che non compravo più vestiti nuovi perchè non riuscivo ad accettare il cambiamento...però ti assicuro che cercavo di tenermi sempre al meglio col make-up e tutto il resto...cercavo di vedermi al meglio ecco...

- **Quali problemi ha comportato la malattia nella sua vita?**

La vita era scandita dalla terapia, dai prelievi ed i controlli...è stata dura perchè ho dovuto rivoluzionare tutto...compreso il cibo, data la Celiachia. Ci ho messo del tempo prima di accettare questi ritmi...fuori e dentro dall'ospedale...è stato ed è molto faticoso... La buona notizia è che verso metà percorso la malattia ha regredito e a Dicembre le parole "remissione completa" mi hanno dato speranza. Ho fatto comunque richiesta di uno psicologo, perchè ne sentivo davvero il bisogno... purtroppo senza successo...

- **Come ha affrontato i familiari? Come hanno reagito nei suoi confronti?**

Il mio primo pensiero è stato di farlo sapere ad una cerchia il più possibile ristretta di persone, soprattutto per tutelare i più anziani ed emotivi che comunque avevano già passato momenti molto negativi per via della malattia di mia madre. Con loro fingevo di stare bene. La malattia mi ha fatto diventare bugiarda, come le chiama la mia psicologa, ho detto bugie bianche, cioè si bugie, ma per tutela nei confronti di coloro a cui voglio bene. Un altro passo molto difficile è stato dirlo a mia sorella... Credo che io abbia avuto bisogno di avere un riferimento femminile e lei sapevo avrebbe capito visto che anche lei aveva già vissuto il calvario di nostra madre... Forse pensavo che una donna, mia sorella, avrebbe capito come nessun altro... I pochi che lo sapevano mi hanno aiutata molto,mi sono stati vicino per la terapia, l'intervento, nei momenti di sconforto e così via...Non ero sola e questo è un grande passo in avanti...

- **Come ha affrontato il ritorno del Cancro?**

Nel 2010 l'incubo è tornato, allo scadere del periodo finestra verso Aprile avevo una sensazione di peso in fondo alla pancia, andavo molto di corpo e quando andavo in bicicletta per esempio, avevo dolore sempre nel basso ventre quando prendevo delle botte. A quel punto ho fatto una visita ginecologica e da li è uscito tutto, Carcinoma ovarico familiare, un Cancro nuovo, non una recidiva. Mi sembrava di rivivere il passato, ospedale, età e malattia combaciavano con mia mamma e quindi ero spaventata a morte e a livello psicologico è stato un colpo durissimo da sopportare. Il 21 luglio 2010 mi hanno operata, ero terrorizzata e avevo paura di morire, era come se avessi un mostro dentro di me da sradicare...

Mi ricordo che una delle cose che mi spaventava di più era la possibilità che mi stomizzassero, non sapevo cosa avrei fatto se al mio risveglio avessi visto una stomia...Poi le cicatrici e l'asportazione dell'ombelico, i 6 cicli di chemio...

Avevo perso la mia identità e con essa anche il sonno...Da li ho cominciato a scrivere delle mie veglie notturne in ospedale, sentivo che mi aiutava buttare giù i miei pensieri e le mie sensazioni...

comunque la mia ancora di salvezza è stata l'assegnazione ad una oncopsicologa, la Dott.ssa Polpatelli...

-Mi parli di questo aiuto psicologico...

E' stato come un raggio di sole dentro all'incubo... Purtroppo l'aiuto psicologico non è ben strutturato sul territorio e quindi una sola psicologa con tante pazienti, pur mettendoci un grande impegno e tanta passione, non ha molto tempo da dedicare ad ognuna di noi... In ogni caso è stata una ventata di speranza... Poter parlare con qualcuno che non fosse un mio parente e che avesse competenze in materia mi ha rasserenata...

Con questa dottoressa ho fatto incontri individuali ma anche con la mia famiglia poi un giorno mi ha proposto un incontro di gruppo con altre donne con patologie oncologiche ginecologiche, di varie età e a vari stadi di malattia... Devo confessarti che ero molto perplessa, perchè era una cosa nuova e queste persone si conoscevano da tempo...Insomma avevo timore di sentirmi un'estranea... Nel tempo è nato il progetto di creare una ONLUS...

- **Mi racconti del progetto ONLUS...**

In questo gruppo ho passato molto tempo, ho imparato a conoscere le donne che ne facevano parte e un giorno abbiamo deciso di creare una ONLUS che aiutasse le donne con cancri ginecologici come noi... Così è nata GO For Life, un'associazione che ha come scopo di dare supporto psicologico ed informativo alle pazienti... E' un gruppo formato da noi pazienti volontarie ma anche dalla Dott.ssa Polpatelli e da altri medici... Abbiamo creato volantini, un sito internet e raccolte fondi con eventi di varia natura... Devo dire che è stata ed è tutt'ora un'esperienza molto positiva perchè ti tiene legata alla malattia ma con una prospettiva diversa, ti fa guardare avanti con positività... Ormai siamo un gruppo nel quale ci sono momenti di grande intimità, sostegno e condivisione... Mi ha aiutata molto...

- **Come ha vissuto il ritorno del Cancro per la terza volta?**

E' stato un momento cruciale per me... ero stanca e mi sentivo sconfitta e amareggiata...In continuazione mi domandavo "perchè a me??"...Questa volta erano metastasi con edema e nodulazione polmonare... Me ne sono accorta perchè nel Marzo 2012 avevo una tosse persistente e un grande affanno, che poi mi hanno detto essere una dispnea di livello III...Mi hanno fatto 2 toracentesi con prelievo del liquido e quando mi hanno detto che dovevo rifare la chemio mi sono rifiutata... Mi spaventava il fatto di non riuscire più a reggere la situazione a livello psicologico soprattutto... E' stato un momento di grande crisi... A quel punto ho parlato con il chirurgo e l'oncologo per cercare di capire meglio cosa mi stava succedendo... Ho cambiato idea a pensare alla mia famiglia e al fatto che mi sentivo responsabile per loro in più quando è sopraggiunto l'affanno, quando mi sentivo soffocare, mi spaventavo tantissimo perchè l'idea di finire così non mi piaceva... A maggio 2012 ho fatto un talcaggio e le cose sono migliorate, nel novembre successivo mi hanno inserito un PICC e da Febbraio 2013 ho cominciato 6 mesi di chemio...

- **Cos'è cambiato nella sua vita da 8 anni a questa parte?**
La parte che ancora faccio fatica ad accettare è il linfedema degli arti inferiori formatosi dopo l'intervento del 2010...Il dover portare le calze elastiche mi disturba enormemente e le sento come un vero e proprio limite.. In più sono un segno sempre presente della malattia... La Celiachia l'ho affrontata passo per passo, da qualche tempo a questa parte per esempio faccio corsi di cucina per celiaci, mi informo su posti turistici indicati... Insomma con un piede avanti all'altro si va avanti...Ho fatto anche molta fatica ad abbandonare per molto tempo il lavoro...
Ora è la parte psicologica sulla quale sto lavorando di più...

5.1 Commenti della Sig.ra Speranza all'intervista

" E' stata un'esperienza diversa dalle altre...questo poter parlare, spiegare con parole mie ciò che sento a livello emotivo mi è servito.
Molto spesso, soprattutto con i medici, non mi sono sentita capita

55

e addirittura la maggior parte delle volte, nemmeno ascoltata. Credo che soprattutto per un paziente che come me combatte questa malattia da del tempo, questo metodo serva sia come sfogo ma anche come mezzo per cercare di far capire meglio a voi infermieri, e si spera anche ai medici, come ci sentiamo e come viviamo questo momento.

Sentirsi identificati come una persona e non come una malattia...già questo è un grande passo avanti... "

5.2 Piano assistenziale per la Sig.ra Speranza
(fase di Pianificazione)

Obbiettivi infermieristici per il caso di Speranza :
- – Mitigare l'ansia
- – Attuare un supporto psicologico continuo e duraturo
- – Rendere partecipe Speranza dei processi di terapia e diagnostica
- – Richiedere terapie per la riduzione del Linfedema agli arti inferiori
- – Effettuare controlli dello stato nutrizionale (Paziente Celiaca)
- – Ridurre al minimo complicanze e effetti collaterali dell'inserimento del PICC

CAPITOLO VI

Diagnosi Infermieristiche Carpenito[1] per la Sig.ra Speranza (fase di Attuazione)

Ansia

Speranza *"...ero nel panico più totale e la prima domanda che mi sono fatta è stata "sopravvivrò?"*

Definizione: stato in cui una persona prova un senso di inquietudine o di apprensione, in risposta a stimoli esterni o interni che possono essere comportamentali, emozionali, cognitivi e fisici.

---

[1]Diagnosi Infermieristice: applicazione alla pratica clinica 5a edizione, Lynda Juall Carpenito-Moyet, Ambrosiana

Correlato a :

- Crisi situazionale (cancro)
- Minaccia o reale cambiamento dello stato di salute, dello stato socioeconomico, separazioni dalla famiglia (ricoveri)
- Minaccia di morte

Caratteristiche Definenti:

- insonnia
- agitazione
- senso di impotenza
- nervosismo

NOC(obiettivo) :

Speranza riferirà di stare meglio sul piano psico-fisico e di riuscire a gestire i momenti di ansia più importanti

NIC(interventi):

- riduzione dell'ansia
- educazione per la gestione dei momenti ansiosi più importanti
- insegnamento di tecniche di rilassamento psico-fisico

Disturbo dell'immagine corporea

Speranza "*...non mi riconoscevo* "

Definizione: stato in cui la persona è o rischia di essere soggetta a un'alterazione nel modo di percepire l'immagine del proprio corpo

Correlato a :
- variazione dell'aspetto secondario a intervento chirurgico

Caratteristiche Definenti :
- risposta negativa verbale o non a un cambiamento reale o percepito della struttura e/o delle funzioni (imbarazzo, repulsione)

NOC (obbiettivi)
Speranza metterà in atto nuovi modelli di coping e dimostrerà di accettare il proprio aspetto(adattamento psicosociale al cambiamento di vita)

NIC (interventi)
- potenziamento autostima
- counseling
- ascolto attivo
- miglioramento immagine corporea
- gruppo di sostegno

Insonnia

Speranza *"...avevo perso la mia identità e con essa anche il sonno"*

Definizione: stato nel quale la persona riferisce un persistente modello di difficoltà ad addormentarsi e risvegli frequenti che compromettono la vita notturna

Correlato a :
- risposte ansiose
- modifiche ambientali (camera di ospedale)
- variazioni ormonali (menopausa)

Caratteristiche Definenti :
- difficoltà a prendere sonno o a continuare a dormire

NIC (interventi) :

- gestione dell'energia
- terapia di rilassamento
- promozione dell'ambiente

NOC (obbiettivi) :

la persona riferirà un equilibrio ottimale sonno-veglia

Senso di impotenza

Speranza "...*mi sentivo sconfitta e anormale* "

Definizione: stato in cui la persona ha la percezione di non avere il controllo su determinati eventi e situazioni che incidono sulle sue prospettive, i suoi obbiettivi e il suo stile di vita

Correlato a :

- malattia debilitante (es. cancro)
- una sensazione di perdita di controllo e a restrizioni dello stile di vita

Caratteristiche Definenti :

- espressione aperta o velata di insoddisfazione per la propria incapacità di controllare una situazione (es. malattia) con un impatto negativo sulle prospettive, gli obbiettivi e lo stile di vita
- sentirsi prigioniero di una situazione di vita e di sofferenza emozionale

NOC (obbiettivi) :

Speranza si dichiarerà capace di controllare/influire sulle situazioni e sui risultati (partecipazione alle decisioni sull'assistenza sanitaria)

NIC (interventi) :

- gestione dell'umore
- sostegno nel prendere decisioni
- sostegno nella routine clinica e terapeutica

Rischio di complicanze per effetti avversi della terapia farmacologica

Speranza "*... ho cominciato 6 mesi di chemioterapia* "

Definizione: descrive la persona soggetta o ad alto rischio di essere soggetta, a vari effetti o reazioni potenzialmente gravi correlati alla terapia farmacologica.

Popolazioni ad alto rischio :
- terapia farmacologica prolungata
- terapia farmacologica multipla

Intolleranza all'attività

Speranza *"...ho fatto molta fatica ad abbandonare per molto tempo il lavoro"*

Definizione: condizione in cui una persona avverte una riduzione della capacità fisica di tollerare l'attività al livello desiderato o richiesto.

Correlato a :
- aumento del fabbisogno metabolico secondario a tumore maligno
- inadeguata motivazione secondaria a dispnea e dolore

Caratteristiche Definenti :
- dispnea
- difficoltà respiratorie
- astenia

NOC (obbiettivi) :
Speranza progredirà nell'attività fino al livello desiderato

NIC (interventi) :
- tolleranza all'attività
- gestione dell'energia
- promozione dell'attività fisica
- miglioramento del sonno

–   fissazione di obbiettivi

Diarrea

Speranza "...*andavo molto di corpo*"

Definizione: stato in cui la persona ha, o rischia di avere, una frequente emissione di feci liquide o non formate

Correlato a :

- malassorbimento o infiammazione secondari a morbo Celiaco
- effetti collaterali di farmaci chemioterapici

Caratteristiche Definenti :

- feci liquide e non formate e/o aumentata frequenza
- crampi/dolori addominali

NOC (obbiettivi) :

Speranza riferirà una riduzione della diarrea

NIC (interventi) :

- aiuto per la gestione delle abitudini intestinali
- gestione della diarrea
- gestione della nutrizione
- gestione di liquidi e elettroliti

Rischio di infezione

Speranza *"...mi hanno inserito un PICC"*

Definizione: stato in cui l'organismo è a rischio di essere invaso da agenti opportunisti o patogeni (virus, miceti, batteri, protozoi, o altri parassiti), da fonti endogene o esogene.

Correlato a :

- compromissione delle difese dell'ospite secondario a Cancro
- comprommissione delle difese dell'ospite secondario a terapia farmacologica
- comprommissione delle difese dell'ospite secondario a stress

NOC (obbiettivi) :

Speranza saprà indicare i fattori di rischio associati con le infezioni e le precauzioni necessarie

NIC (interventi) :

- controllo delle infezioni
- educazione alla salute

6.1 Sintesi della Pianificazione per la Sig.ra Speranza

- Insegnamento di tecniche di rilassamento psico-fisico/Riduzione dell'ansia : tecniche yoga, musiche rilassanti, meditazione, tecniche respiratorie per il rilassamento
- Educazione per la gestione dei momenti ansiosi più importanti : individuare e valutare con Speranza le tecniche di rilassamento più appropriate e incisive
- Potenziamento autostima : far effettuare a Speranza incontri con uno psicologo
- Gruppo di sostegno : partecipazione a gruppi di persone con la medesima patologia seguite da un esperto
- Ascolto attivo : incontri con una psicologa, ma anche ascolto attivo da parte di infermieri e medici
- Miglioramento immagine corporea : indicazione di posti nei quali acquistare parrucche, aiutare Speranza a vedere quanto più possibile i lati positivi di sé
- Gestione dell'energia : identificare, insieme a Speranza, la gestione ottimale del tempo nell'arco della giornata

- Promozione dell'ambiente : far sentire il più possibile Speranza in un ambiente confortevole
- Sostegno nel prendere decisioni : aiutare Speranza e i famigliari nelle decisioni alle quali rendono partecipe anche l'infermiere senza risultare invadente
- Sostegno nella routine clinica e terapeutica : sostegno funzionale ma anche emotivo/psicologico nel percorso di Speranza
- Promozione dell'attività fisica : far fare a Speranza attività fisica nel limite delle sue possibilità
- Aiuto per la gestione delle abitudini intestinali : somministrazione di lassativi o anti-diarroici
- Controllo delle infezioni : valutazioni multiple da parte di infermieri e medici
- Educazione alla salute : rendere partecipe ed educare Speranza nella gestione del Picc

6.2 Fase di Valutazione

Per la conclusione del ciclo di pianificazione assistenziale di Speranza vi sarà una valutazione, sia durante che alla fine del processo assistenziale, dei progressi e del raggiungimento o meno degli obbiettivi prefissati.

Nel campo oncologico come per le altre patologie, l'infermiere deve essere consapevole che per questa fase di valutazione, oltre alla compilazione delle schede cliniche "classiche", si potrà valutare l'effettuazione di una nuova intervista semi-strutturata dalla quale estrapolare le informazioni necessarie per la valutazione del raggiungimento o meno degli obbiettivi ecc.

Quindi cosa andremo a identificare per la valutazione del piano assistenziale di Speranza ?

- le sue risposte verbali e non agli interventi infermieristici
- gli obbiettivi ottenuti e/o i progressi fatti
- il livello di collaborazione e coinvolgimento di Speranza al piano assistenziale, ma anche quello della famiglia
- momenti di confronto per identificare disagi o necessità di cambiamenti per Speranza
- raccolta di pensieri, opinioni e giudizi di Speranza sul piano assistenziale creato

Conclusioni

In conclusione, con la metodologia narrativa, "tutta" la persona viene presa in considerazione:

la sua patologia (disease),il suo vissuto (illness),la sua collocazione sociale (sickness),la rottura autobiografica della sua storia di vita e questo consente di focalizzare l'intervento assistenziale su quegli aspetti che rappresentano i SUOI problemi di salute.

Il nostro obbiettivo non è solo il trattamento, ovvero la tecnica, ma l'assistenza.

E' il recupero del senso, è la ricostruzione di una progettualità individualizzata.

Ecco il perchè della metodologia narrativa, perchè aiuta a cogliere in modo evidente gli elementi di potenziale criticità nelle relazioni, così come aiuta a cogliere quelli di evidente positività, anche se questi ultimi tendono ad essere più chiari in modo più naturale ed istintivamente percettivo.

Porre diagnosi di tipo psico-sociale, porta nell'équipe la chiarezza del percorso individualizzato che deve essere sviluppato in modo collettivo e consente di effettuare verifiche costanti in merito all'andamento del progetto assistenziale.

Questo lavoro descrive un cambiamento in una pratica assistenziale che necessariamente si sposta: dalla prevalenza della tecnica alla considerazione dell'importanza della relazione e di interventi relazionali competenti e strutturati.

In conclusione, i pazienti riversano sugli infermieri, che spesso sono gli unici "gestori" del trattamento, le loro attese, speranze, preoccupazioni e problemi, ecco perchè utilizzare le narrazioni per comprenderle, fornisce all'assistenza quegli aspetti di completezza che sono legati alla possibilità di aiutare la persona a ritrovare senso, a ridefinire perciò, la sua storia di vita.[1]

[1]Articolo NEU aggiornamenti: l'approccio narrativo nell'accertamento dialitico secondo gordon di Marcadelli S., Toschi R.,Ballarini M.,Artioli G. Luglio 2013

Ringraziamenti

Ringrazio di cuore mia zia e i miei genitori, i pilastri portanti della mia vita, che mi hanno insegnato ad affrontare ogni passo a testa alta, senza mai arrendersi e con il sorriso sulle labbra, mi hanno sostenuta in ogni momento di questo percorso, nei momenti felici e in quelli di sconforto, insegnandomi a rialzarmi e a continuare più forte di prima. Se sono arrivata fin qui, il merito più grande va a loro, che non mi hanno mai abbandonata.

Ringrazio i miei amici e colleghi, che con la loro gioia mi hanno sempre rincuorata nei momenti più bui e mi hanno donato l'amore più grande che c'è, l'amicizia.

Ringrazio i pazienti che ho incontrato in questo mio percorso, perchè ognuno di loro, mi ha lasciato un bagliore, un ricordo, un'emozione, una lacrima e tanta, tanta gioia.

Ringrazio loro perchè mi hanno insegnato la pazienza, la comprensione, il saper ascoltare col cuore, qualità che spero di portare con me nel lungo viaggio della vita.

Un grazie speciale a quegli infermieri che mi hanno insegnato cosa vuol dire vedere con occhi diversi e mi hanno fatta maturare come persona e come professionista, in particolar modo grazie a Daniele Celin, Stefano Santini e tutti i colleghi del 118, infermieri e persone stupende che mi hanno fatta innamorare di questo lavoro.

Ringrazio di cuore la Dottoressa Lucia Polpatelli, che ha sostenuto mia zia in un percorso pieno di ostacoli e ha voluto donare un pezzo della sua vitalità ed allegria anche a me.

Infine, un sincero ringraziamento alla mia relatrice, la Professoressa Roberta Toschi, senza il suo aiuto e le sue idee, tutto questo non sarei riuscita a crearlo.

BIBLIOGRAFIA

- Nursing Narrativo – Un approccio innovativo per l'assistenza di Silvia Marcadelli e Giovanna Artioli Maggioli Editore – l'infermiere e la sua professione
- Materiale didattico Infermieristica Clinica I, slide di oncologia della Prof.ssa Toschi
- Articolo su NEU aggiornamenti – l'approccio narrativo nell'accertamento dialitico secondo Gordon di Marcadelli S. , Toschi R. , Ballarini M. , Artioli G.
- Diagnosi Infermieristiche – applicazione alla pratica clinica 5a edizione di Lynda Juall Carpenito-Moyet casa editrice Ambrosiana
- Infermieristica Medico-chirurgica Brunner-Suddarth Vol I di Suzanne C. Smeltzer, Brenda G. Bare, Janice L. Hinkle, Kerry H. Cheever – 4a edizione casa editrice Ambrosiana

Siti Utilizzati

- www.airc.it
- www.registri.tumori.it
- www.universonline.it
- www.saluter.it (gestione infermieristica delle terapie antiblastiche)
- www.aiiao.it
- www.ass5.sanitafvg.it (slide prof. Luciano Vettore – basi teoriche della medicina narrativa)

Immagini Utilizzate

- www.google.it/ciclo+cellulare+cellula+cancerosa
- www.google.it/cellula+cancerosa
- www.google.it/ciclo+pianificazione+assistenziale

Quando l'informazione diventa una passione. Dal web nasce il progetto Nurse Times: la voce degli infermieri italiani

Dalla passione per l'informazione e per la formazione infermieristica, circa sette anni fa tre infermieri pugliesi, Di Leo Leonardo, Papagni Giuseppe e Petruzzelli Savino, consiglieri provinciali IPASVI per la prima volta, nella sesta provincia pugliese Barletta Andria Trani, si mettono in discussione, elaborando un'idea di informazione innovativa, dedicata al mondo infermieristico diretta e facilmente accessibile, sfruttando le potenzialità del social network più diffuso al mondo, Facebook, come momento di confronto tra colleghi, studenti, cittadini.

Con questi presupposti nasceva il gruppo Facebook INFERMIERE PROFESSIONISTA DELLA SALUTE, insieme alla pagina dedicata. Sin dal primo anno di presenza sul social il gruppo si distingueva per la grande partecipazione dei colleghi, indice di una categoria in gran fermento intellettuale, decisa a tracciare il proprio futuro professionale all'interno dei sistemi sanitari.

Dal social è stato possibile leggere tutto il malessere della categoria ma anche esperienze positive e un momento di crescita culturale straordinario, rilevante ed efficace appassionando molti colleghi.

Il gruppo facebook INFERMIERE PROFESSIONISTA DELLA SALUTE è diventato oggi il primo gruppo italiano d'interesse infermieristico, rimanendo un punto di riferimento per molti colleghi, studenti e cittadini che incuriositi si avvicinano al mondo infermieristico.

Dall'esperienza maturata sul social nasce Nurse Times, il giornale online fondato e gestito da infermieri, diventando un faro per l'infermieristica italiana, considerato "la voce degli infermieri italiani".

NurseTimes è un progetto ambizioso che si propone di aumentare l'offerta editoriale già presente e di favorire la circolarità delle informazioni, coinvolgendo tutti gli infermieri che vogliono raccontarsi e raccontare le proprie esperienze, e dando la possibilità a chiunque abbia la passione per la formazione e l'informazione infermieristica di essere protagonista attivo del progetto.

Questo progetto, dopo un lavoro di preparazione, si concretizza il 23 giugno 2014 con la nascita del portale dedicato (www.nursetimes.org) diventando dopo qualche mese una testata giornalistica online seguita da tantissimi colleghi da ogni parte d'Italia e oltre. Nurse Times è patrimonio di TUTTI gli infermieri, e tutti hanno la possibilità di dare il proprio contributo per quelle che sono le proprie caratteristiche e competenze specifiche vissute nella propria attività professionale quotidiana.

Il progetto nasce grazie al sacrificio ed alla volontà dei colleghi Papagni Giuseppe, Petruzzelli Savino, Massimo Randolfi e successivamente anche Ricchiuti Vincenzo, dando voce agli infermieri che ogni giorno rivolgono la loro azione professionale verso i bisogni dei cittadini, con passione e competenza, cercando di sopperire alle tante difficoltà quotidiane derivanti da logiche restrittive di bilancio che a volte mettono in seria discussione la qualità dell'assistenza e l'art. 32 della costituzione.

NurseTimes è anche un'associazione che si avvale di un comitato scientifico, ed un comitato di esperti composto da professionalità esterne capaci di dare risposte specifiche ai problemi di carattere legale.
Nursetimes attraverso il portale web, si propone come nuova iniziativa editoriale nel panorama italiano, dedicata allo specifico professionale ma non solo.
Il progetto editoriale Nurse Times rimane un contenitore di informazione a disposizione di tutti gli infermieri, patrimonio della collettività, che nasce dalla base liberamente.

Seguire Nursetimes significa ascoltare gli infermieri italiani!

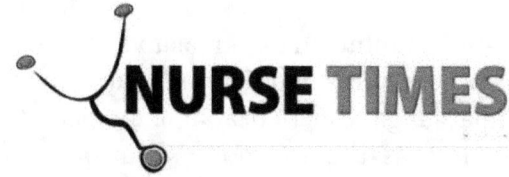

Venire informati del fatto di essere prossimi alla morte...

...dovrebbe essere un diritto garantito ad ogni malato terminale in grado di intendere e di volere. Purtroppo in Italia questo non sempre accade. Nella mia lunga esperienza di cure palliative prestate in hospice, ho potuto assistere a molte situazione nelle quali i pazienti che si appropinquavano a varcare l'ingresso della struttura residenziale, non solo non sapevano di essere prossimi alla morte, ma nemmeno erano stati informati di essere affetti da una patologia oncologica.

I vari specialisti che, nel corso dei mesi precedenti avevano visitato ogni singolo paziente, si erano rivolti solamente ai parenti escludendo in toto il diretto interessato. Ma per quale motivo un medico che, eticamente dovrebbe promuovere l'alleanza terapeutica con il paziente fondata sulla fiducia e sulla reciproca informazione, nel rispetto e condivisione dei principi a cui si ispira l'arte medica, non informa il paziente?

Il più delle volte era il parente ad imporre il silenzio al medico che, per svariati motivi, acconsentiva distorcendo la realtà o celando particolari fondamentali.

I pazienti che mi trovavo ad assistere, spesso risultavano completamente lucidi ed orientati, altri lo erano a tratti ma ognuno di loro domandava dove si trovasse e per quale motivo fosse in un posto non conosciuto. Le domande venivano insistentemente poste nei pochi momenti di "libertà" dai parenti. Come infermiere mi trovavo nella delicata situazione di dover comprendere quanto queste persone sapessero della loro patologia, quanto volessero sapere e quanto fossero in grado di comprendere.

Utilizzavo delle domande che riporto di seguito a titolo esemplificativo per affrontare la discussione:

- Per quale motivo crede di essere qui?

Ricevevo le più svariate risposte dai pazienti ai quali rivolgevo questa domanda:

"Sono qui per fare fisioterapia";

"Sono qui per curare il mio dolore."

Da quanto tempo ha dolore?

"Ho dolore da circa un anno..."

Per quale motivo crede di avere questo dolore?

"Mi hanno detto di avere l'ulcera."

Che medicine ha preso per trattare questo dolore?

"Mi stanno dando la morfina."

Perché crede che le venga somministrata morfina per una banale ulcera?

"So di non avere l'ulcera ma non voglio far capire ai miei cari di essere consapevole della mia fine imminente. Non voglio dare loro questo ulteriore dolore."

Questo genere di argomentazione veniva affrontata su spontanea iniziativa del paziente stesso generalmente dopo aver stabilito una relazione empatica.

Non tutti i pazienti manifestavano la volontà o possedevano le capacità intellettive e mentali residue per sostenere una conversazione simile.

Spesso il paziente terminale prendeva consapevolezza che finalmente sarebbe stato in grado di parlare con una persona che senza utilizzare "giri di parole" e senza evadere il problema avrebbe fatto chiarezza ad ogni suo dubbio.

E ciò paradossalmente, al contrario delle convinzioni dei parenti, lo aiutava e rilassava.

Personalmente credo che gradirei essere informato direttamente qualora la mia vita stesse per giungere al capolinea e ritengo che sia un dovere etico di ogni professionista sanitario valutare se la persona che assistiamo sia in grado di comprendere il messaggio e abbia la volontà di essere consapevolizzato.

In una realtà come quella dell'hospice sicuramente sono più importanti le doti relazionali e narrative rispetto alle capacità tecniche.

Simone Gussoni

Il Nursing Narrativo rivolto alla famiglia

Dovendo assistere ed accompagnare alla morte un paziente risulta fondamentale relazionarsi sia con esso che con la famiglia.

Mi è capitato di assistere a diversi quadri familiari: ho assistito famiglie nelle quali l'unico desiderio fosse non vedere soffrire il proprio caro, altre famiglie non in grado di realizzare che la propria figura di riferimento stesse per morire ed altre ancora che fino alla fine auspicavano una guarigione miracolosa.

I timori più ricorrenti che i familiari mi hanno manifestato furono molteplici:

"Mio padre non sta più mangiando, provo a stimolarlo ma gli viene subito nausea".

Il malato terminale non avverte più lo stimolo dell'appetito e spesso presenta nausea che può generare anche vomito incoercibile. Questo sintomo può diventare molto disturbante per il paziente.
É importante non dimenticare che le attenzioni principali andranno rivolte al paziente senza trascurare il disagio che potranno avere i familiari non vedendo più il loro caro mangiare.

Un'ulteriore preoccupazione che affligge i parenti è dovuta alla funzionalità intestinale:

"Mio padre non evacua da una settimana"

È altresì importante tranquillizzare i parenti, quando possibile, ricordando che in questa fase di vita del proprio caro non sarà più fondamentale che le evacuazioni siano giornaliere. Sarà necessario osservare la presenza di eventuali sintomi disturbanti manifestati dal paziente come il dolore. I sintomi disturbanti dovranno essere rivalutati molto frequentemente soprattutto durante gli ultimi giorni di vita. Qualora dovesse insorgere dolore addominale in seguito alla stipsi cronica sarà prioritario trattare il sintomo doloroso, non la stipsi.

"Mio padre non si riesce più ad alzarsi dal letto e quando provo a mobilizzarlo prova un immenso dolore".

Il dolore rappresenta uno dei sintomi più invalidanti in fase terminale e può ridurre notevolmente la qualità di vita dei malati oncologici. Mobilizzare la persona mettendola seduta o tentando di farla camminare fino all'ultimo può rappresentare un vero e proprio accanimento esercitato da parte dei parenti. L'obbiettivo principale sarà la ricerca del benessere della persone riducendo o eliminando ogni sintomo disturbante nel tentativo di garantire la possibilità di svolgere piccoli movimenti. La mobilizzazione non deve essere la priorità qualora diventi causa di dolore o di altri sintomi disturbanti. È fondamentale imparare a capire quali siano le modalità utilizzate dal paziente per manifestare il dolore senza dimenticare che, poiché l'assistenza da fornire dovrà essere olistica, non andrà considerata solamente la sofferenza fisica ma anche quello psicologica, sociale e spirituale.

"Mio padre è sempre più sofferente, fa fatica a respirare ed ha sempre nausea".

Più sintomi incoercibili presenti fanno capire che la fine della vita si sta avvicinando repentinamente. Per evitare ogni genere di sofferenza potrebbe essere necessario iniziare ad infondere quello che la Società Italiana di Cure Palliative ha definito come sedazione terminale.

Una flebo contenente Midazolam, Morfina, Aloperidolo e Buscopan infusa tramite una pompa volumetrica elimineranno ogni sintomo disturbante facendo cadere il paziente in un profondo sonno che si concluderà con la morte. Tutto questo sarà necessario per evitare ogni tipo di sofferenza al malato. Non è possibile stabilire con esattezza quale potrà essere la durata di questo sonno che non poche volte si è prolungato ance per mesi con ovvio disagio e disperazione.

"Mio padre non urina più, le sue gambe e le sue braccia si stanno gonfiando incredibilmente, lo sento rantolare e fa delle lunghe pause respiratorie."

Gli organi stanno smettendo di funzionare a causa del progredire della malattia oncologica.

Il meccanismo di difesa del nostro organismo salvaguarda gli organi nobili nel tentativo di prolungare di qualche istante la sopravvivenza. Per questo motivo le reni hanno smesso di esercitare la loro funzione. La persona non urina più ed i liquidi si accumulano nel corpo facendo diventare edematosi gli arti. Nell'apparato respiratorio si depositano altrettante secrezioni andando a generare il rantolo. Questa fase del fine vita risulta essere devastante per i parenti presenti in stanza. Il paziente non avvertirà alcun disturbo non rendendosi conto di rantolare proprio come accade per una persona che russa nel sonno la quale, non averte il russare pur disturbando terribilmente chi è presente nella stessa stanza. Le apnee diventeranno sempre più frequenti è sempre più prolungate fino a quando la persona non esalerà il suo ultimo respiro.

L'infermiere dovrà iniziare a spiegare cosa accadrà a breve alla famiglia invitandola a portare in stanza l'abito con il quale il proprio caro vorrà essere vestito per la cerimonia funebre.

In questo momento i parenti iniziano a realizzare che la fine è sempre più vicina. Le chiamate di soccorso che saranno rivolte all'infermiere saranno sempre più frequenti fino a quando, recandomi in stanza vedrò che il mio paziente sta esalando gli ultimi respiri. In questo momento sarà fondamentale essere presenti assistendo il paziente e la famiglia fino alla fine. Il più delle volte restavo fermo in stanza accanto al paziente morente ad attendere l'ultimo respiro. Il mio compito era stare vicino alla famiglia per comunicare quando fosse effettivamente deceduto il loro caro. É capitato che apnee presenti a fine vita durassero anche oltre un minuto facendo pensare erroneamente che la morte fosse già sopraggiunta.

Non appena ero certo che la morte fosse definitivamente sopraggiunta avevo l'abitudine di sospendere l'infusione di liquidi chiudendo il regolatore di flusso e di interrompere l'infusione della sedazione palliativa spegnendo la pompa volumetrica. Quell'interruttore rappresentava il tasto con il quale veniva scritta la parola FINE alla vita del mio paziente. Successivamente abbandonavo la stanza attendendo all'esterno. Ho sempre ritenuto fondamentale garantire gli ultimi momenti di intimità tra defunti e famiglia.

Il passo successivo era il trasferimento nella "Sala del Cordoglio". Questa area era situata proprio accanto alle camere mortuarie. Qui fornivo informazioni alla famiglia riguardanti le modalità di contatto di un agenzia funebre e procedure medico legali che sarebbero state effettuate sulla salma.

L'ultimo intervento effettuato sul paziente ormai defunto sarebbe stata la rimozione di tutti i presidi posizionati: catetere vescicale, catetere sottocutaneo, CVC o quant'altro.

Il cammino verso la "dolce morte" era appena giunto al termine.

Simone Gussoni

RINGRAZIAMENTI

La mia gratitudine per queste pagine va a mia zia ovviamente ed ai miei genitori che mi hanno insegnato ad affrontare ogni passo a testa alta, senza mai arrendersi e con il sorriso sulle labbra, mi hanno sostenuta in ogni momento della vita, nei momenti felici e in quelli di sconforto, insegnandomi a rialzarmi e a continuare più forte di prima.

Grazie a te, compagno di vita, che mi sopporti e sostieni sempre, anche quando vedo tutto nero.

Un grande grazie ai miei amici, persone meravigliose con le quali condivido passioni, emozioni e momenti stupendi.

Un doveroso ringraziamento, va alla grande donna che mi ha affiancata nel creare la tesi che ha ispirato questo libro, senza di lei e le sue idee, tutto questo non esisterebbe.

Ringrazio anche i pazienti che ho incontrato nella mia vita, perchè ognuno di loro, mi ha lasciato un bagliore, un ricordo, un'emozione, una lacrima e tanta, tanta gioia.

Loro mi hanno insegnato la pazienza, la comprensione, il saper ascoltare col cuore e mi hanno ispirata nel voler trovare un modo diverso di assistere ogni singola persona che incrocia il mio cammino.

 Infine, grazie a te, caro collega, per aver creduto nel mio lavoro ed aver reso possibile questo libro.

Gaia Pomar

www.ingramcontent.com/pod-product-compliance
Lightning Source LLC
Chambersburg PA
CBHW070410220526
45467CB00001B/520